NOTICE

SUR LA

BIBLIOTHÈQUE COMMUNALE

DE BOURBOURG,

PAR E. DE COUSSEMAKER.

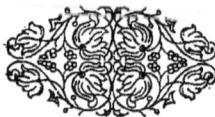

LILLE,

IMPRIMERIE DE L. DANEL, GRAND'PLACE.

1853.

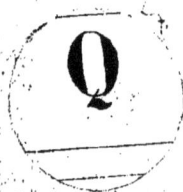

NOTICE

SUR LA

BIBLIOTHÈQUE COMMUNALE

DE BOURBOURG,

PAR E. DE COUSSEMAKER.

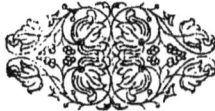

LILLE,

IMPRIMERIE DE L. DANEL, GRAND'PLACE.

—

1853.

NOTICE

SUR LA

BIBLIOTHÈQUE COMMUNALE

DE BOURBOURG.

―――――

M. Le Glay, le savant archiviste du département du Nord, a publié en 1841 un Mémoire sur les bibliothèques publiques et les principales bibliothèques particulières de ce département. Dans cet ouvrage, aussi utile aux érudits que remarquable par les recherches et les aperçus qu'il contient, sont décrites les bibliothèques publiques de Lille, de Cambrai, de Douai, de Valenciennes, de Dunkerque, de St.-Amand, de Bergues, du Câteau et d'Avesnes. Un chapitre y est consacré aux bibliothèques à créer à Bailleul, à Hazebrouck, au Quesnoy, à Armentières, à Roubaix et à Tourcoing. De ces villes, les unes renferment un fonds de livres, les autres possèdent des ressources financières suffisantes. Le conseil d'y créer une bibliothèque était donc une idée heureuse et éminemment utile.

Une bibliothèque publique, dans une localité de cette importance, est un établissement du plus grand intérêt. C'est là, comme le fait si bien remarquer M. Le Glay, que « les hommes studieux trouvent » les ressources auxquelles les moyens d'un particulier ne peuvent » pas toujours atteindre, c'est-à-dire les ouvrages capitaux dans

» chaque catégorie des connaissances humaines , les grandes collec-
» tions scientifiques et littéraires , les Mémoires académiques , les
» Recueils encyclopédiques. (1) »

Une bibliothèque publique excite toujours chez un certain nombre
de personnes le goût de la lecture sérieuse , le désir de s'instruire ;
petit à petit , il finit par s'établir un noyau d'hommes intelligents
propres à rendre des services publics dans une foule de circon-
stances. On doit donc appeler de tous ses vœux la création de bibliothèques communales , et là où il s'en forme , il serait à désirer qu'un
des premiers et des principaux soins des organisateurs fût de re-
cueillir les livres et documents relatifs à l'histoire particulière de nos
villes de Flandre , si riches en souvenirs historiques.

Nous aimons à constater que Bourbourg , dont l'importance et les
ressources sont loin d'égaler la plupart des villes mentionnées par
M. Le Glay, est entrée une des premières dans cette voie intelligente.

La bibliothèque communale de Bourbourg , bien que de création
récente, possède déjà plus de deux mille volumes , parmi lesquels
on remarque un certain nombre d'ouvrages tant anciens que modernes , qui constituent un excellent fonds de bibliothèque publique.
Ce chiffre n'est pas élevé eu égard à une ville qui a eu dans son sein
des établissements religieux pourvus de bibliothèques (2). Mais

---

(1) Mémoire sur les bibliothèques du département du Nord , p. 220.

(2) Avant la révolution de 89 , il y avait à Bourbourg quatre maisons religieuses :
une abbaye de Dames nobles , un couvent de Capucins , un couvent de Sœurs noires
et un autre de Pénitentes.
Dans l'inventaire dressé le 18 novembre 1790 , chez les Dames nobles , et signé
par les dames de Coupigny, doyenne, de Draeck , de St.-Mart , d'Assignies, de Héri-
court, de Dion , de Contes, Patras de Campaigno , de Bernes , Moullart de Torcy,
Moullart d'Autby, de Malet-Coupigny et de Compaigno , il ne figure pas de livres.
Il est à croire pourtant qu'il y en avait , car M. Bethmann, dans son *Voyage histo-*
rique dans le Nord de la France , signale un manuscrit de la bibliothèque de Bou-
logne qui proviendrait de cet établissement.
Les cartulaires, dont il n'est pas non plus parlé dans cet inventaire, ont été
transportés à Paris, où ils sont classés à la Bibliothèque impériale sous les N.os 42,

quand on sait que les livres qui appartenaient à ces maisons ont été transportés, en 1792, à Bergues, chef-lieu du district, et que la bibliothèque de Bourbourg n'a à peine que huit années d'existence, il y a lieu de s'étonner peut-être de ce qu'en aussi peu de temps et avec les faibles moyens mis à sa disposition, ce dépôt soit devenu en possession d'un nombre de volumes relativement considérable.

Cette bibliothèque a été fondée en 1845. A cette époque, Bourbourg avait pour maire un homme dont le zèle et les lumières s'étendaient à tout ce qui peut contribuer non seulement à la prospérité matérielle de la ville, mais encore au bien-être moral de la population. Cet administrateur songea à doter sa ville adoptive d'une bibliothèque publique, dans le but d'y répandre le goût des études et de soustraire ainsi une partie de la jeunesse à de funestes habitudes. Il réunit d'abord dans une des salles de la mairie les ouvrages qui étaient au presbytère ; puis il sollicita et obtint de la générosité des habitants les livres dont ils ne faisaient pas usage ou dont ils voulaient bien se dépouiller au profit de l'institution naissante. Cette idée fut couronnée de succès. Bourbourg se trouva, comme par enchantement, en possession d'un noyau de bons ouvrages dont le nombre n'a cessé d'aller en augmentant, grâce aux dons continus des habitants et de son généreux fondateur.

Il est indubitable que cette idée, qui pourrait être imitée aussi

---

118, 155 et 165 du fonds des cartulaires. Le premier est du XV.e siècle, le suivant du XIII.e ; les autres sont du XVI.e siècle.

L'inventaire fait le 15 mars 1790 chez les Capucins, constate l'existence, à cette époque, d'une bibliothèque de 1,314 volumes comprenant les meilleurs ouvrages ecclésiastiques publiés depuis le XVI.e siècle jusqu'à la Révolution.

Le catalogue annexé au procès-verbal d'inventaire est le catalogue même du couvent. Les livres y sont classés en : Ecriture sainte, Interprètes, Théologie, Droit-Canon, Casuistes, Controverse, Cathéchistes, Histoire sacrée, Histoire profane, Philosophie, Humanités, Ouvrages spirituels français et flamands (sic), Sermons latins, français et flamands, Saints-Pères.

Les inventaires dressés chez les Sœurs noires et chez les Pénitentes ne mentionnent point de livres.

Tous ces inventaires reposent aux archives de Bourbourg.

bien dans les villes dépourvues de bibliothèques publiques que dans quelques autres où il en existe, a sauvé de sa destruction plus d'un volume dont le prix, s'il fallait les acheter aujourd'hui, serait fort élevé.

Les hommes studieux aussi bien que les habitants de Bourbourg doivent être reconnaissants envers l'auteur de cette heureuse pensée.

L'administration supérieure a voulu récompenser un zèle aussi intelligent en gratifiant la bibliothèque de Bourbourg de quelques beaux ouvrages. Il est vivement à désirer que le gouvernement continue à étendre sa bienveillance sur un établissement formé dans un intérêt général aussi louable.

La bibliothèque de Bourbourg possède un catalogue dû aux soins de M. l'abbé C..., vicaire de la paroisse de St.-Jean-Baptiste en cette ville. Le rédacteur du catalogue a adopté la classification la plus généralement admise. Les livres y sont rangés dans les cinq grandes divisions suivantes : Théologie, jurisprudence, sciences et arts, belles-lettres et histoire.

La théologie subdivisée en écriture sainte, philologie sacrée, liturgie, conciles et Saints-Pères, est riche en bons ouvrages. Nous citerons les œuvres de St.-Anselme de Cantorbery ; de Denis le chartreux ; de Bède, le vénérable ; du cardinal Hugues ; de saint Chrysostôme ; de saint Grégoire-le-Grand ; de saint Clément d'Alexandrie ; de saint Cyprien ; de Léon-le-Grand ; de saint Hilaire de Poitiers ; de saint Bernard ; de saint Augustin et de saint Thomas d'Acquin.

La jurisprudence, subdivisée en droit civil et criminel, ancien et moderne, et en droit ecclésiastique, comprend, en ouvrages de droit ancien, les principaux et les plus nécessaires ; le droit moderne y est faiblement représenté.

Les belles-lettres, subdivisées en linguistique, rhétorique, poésie et art dramatique, est la partie la moins fournie et la moins bi-

posée. A peu d'exceptions près, ce sont tous ouvrages modernes d'une médiocre valeur.

Les sciences et arts, subdivisés en philosophie, médecine, mathématiques, sciences naturelles, agriculture, architecture, peinture et musique, renferment quelques bons ouvrages. On y voit figurer les livres reçus en don ou acquis par la Société d'Agriculture de Bourbourg, et parmi lesquels on remarque quelques collections de compagnies savantes, telles que celles de Lille, de Douai, de Valenciennes et plusieurs autres.

L'histoire est la division la plus riche : on y compte de bons ouvrages sur la géographie, les voyages, la chronologie, l'histoire religieuse, l'histoire profane ancienne et moderne, l'histoire de France, de la Belgique et des Pays-Bas, la biographie, les antiquités, l'archéologie et l'histoire particulière du pays. Nous nous bornerons à citer quelques-uns des plus remarquables, ce sont : la *Chronique de Nuremberg de 1493*, en bon état de conservation ; — les *Mémoires des sages et royales économies d'Estat*, par Sully ; — les *Annales de Baronius*, — *Bellarmin*, — *Bzovius*, — *Henri Spondanus*, — *Rosweyd*, —*Vincent de Beauvais*, — *Roma subterranea*, par Bosio, Paris 1659, — *de Morinis et Morinorum*, par Malbrancq, 3 vol. in-4.º, Tournai 1639, etc.

La bibliothèque de Bourbourg possède quelques ouvrages imprimés au XV.ᶜ siècle ; elle compte ensuite des éditions de Koburger, de Mulbronne, de Chevalon, de Robert Etienne, de Telletain, de Quental, de J. Petit, de Foben, de Hervagues, de Plantin, de Séb. Cramoisy, des Elzeviers, etc.

Parmi les ouvrages offerts en dons par M. le Ministre de l'Intérieur et par M. le Ministre de l'Instruction publique, figurent : le *Voyage en Perse*, par Coste et Flandin ; — l'*Histoire de la Peinture flamande*, par Arsène de la Houssaie ; —les *OEuvres complètes du roi René*, par le comte de Quatrebarbes ; — les *Diplômes et Chartes de l'époque mérovingienne*, par Letronne ; — *le Bouquet royal*, par

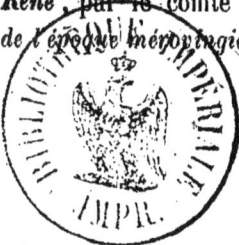

Redouté ; — *Rome chrétienne*, par E. de la Gournerie ; — *Analogies constitutives de la langue allemande avec le grec et le latin, expliquées par le sanskrit*, par C. Schabel ; — *Manuel de l'histoire générale de l'architecture chez tous les peuples et particulièrement de l'architecture française au moyen-âge*, par D. Ramée.

En recherchant la provenance des livres anciens, nous avons trouvé que plusieurs ont appartenu à la bibliothèque de l'abbaye de St.-Winoc de Bergues, aux couvents des Minimes et des Capucins de Dunkerque, au couvent des Dominicains de Bergues, au Magistrat de Dunkerque. On lit sur le *The church history of Britanny*, par F. Crespy, cette note : « Belongung to the english benedictin » religious of the immaculate conception of the B. Virgin Mary in » Dunkirck. »

La bibliothèque de Bourbourg n'a pas de manuscrits proprement dits. Les volumes qui y figurent sous ce nom sont des cartulaires, des terriers et des registres de priviléges appartenant plutôt aux archives qu'à la bibliothèque. Ils sont intéressants pour l'histoire locale, et, sous ce point de vue, ils méritent d'être décrits, ce que nous ferons un jour, si Dieu nous prête vie, dans une Notice sur les archives de Bourbourg et de sa châtellenie.

Le seul manuscrit de ce dépôt est un catalogue des manuscrits de l'abbaye de Rayhrade en Moravie. Ce catalogue mérite une attention particulière, non seulement à cause des *Codex*, la plupart très-importants par leur ancienneté et leur contenu, qui y sont décrits, mais aussi à cause de sa forme même qui est l'œuvre d'une érudition des plus solides.

Ce catalogue, composé de deux volumes, petit in-4.º, sur papier, est intitulé : *Catalogus manuscriptorum monasterii Rayhradensis O. S. B. in Moravia juxta seriem antiquitatis ipsorum concinnatus variis disquisitionibus, notisque historicis illustratus et in duas partes distributus opera et studio Domni Gerardi Lefebvre, monachi et presbyteri O. S. B. anno Domini MDCCCV.*

D'après une note placée au bas de la page 26 du premier volume, l'abbaye de Rayhrade est située à une lieue de Menitz, ville de Moravie, non loin d'Austerlitz. Nous aurions désiré donner quelques notions sur cette abbaye; mais nos recherches ont été infructueuses. Nous n'avons pas été plus heureux en ce qui concerne l'auteur, Gérard Lefebvre. Nous avons pensé qu'il avait peut-être été moine à St.-Bertin ou à St.-Winoc; mais nos investigations nous ont démontré qu'il n'a pas existé de religieux de ce nom dans ces deux établissements. Ce que l'on sait, et cela résulte du contenu du manuscrit même, c'est que Gérard Lefebvre était un Bénédictin français qui vivait encore au commencement de ce siècle. Si l'on s'en rapporte aux conjectures que fait naître un passage de la lettre dédicatoire mise en tête du premier volume, Gérard Lefebvre aurait été un de ces vénérables religieux que la Terreur de 93 a contraints à s'expatrier et à chercher à l'étranger un refuge qu'il a trouvé dans un monastère de son ordre. Il est probable que c'est pour s'acquitter de la généreuse hospitalité qu'il recevait chez les bons moines de Rayhrade et pour utiliser son savoir et son érudition, devenus stériles pour sa patrie, qu'il a exécuté le catalogue des précieux manuscrits de la bibliothèque de ce monastère où ils étaient inconnus, ou du moins, comme le dit dom Gérard, cachés et non décrits.

Ce catalogue révèle en son auteur un érudit qui, à tous égards, est à la hauteur de la renommée dont jouit dans le monde savant la célèbre congrégation de St.-Maur. Il est divisé en deux parties, dont chacune forme un volume. Le premier contient la description de trente-un manuscrits antérieurs au XV.e siècle, le deuxième en comprend quarante-huit postérieurs au XIV.e La méthode adoptée par Gérard Lefebvre est remarquable; elle dénote une vaste érudition et une grande connaissance dans la bibliographie ancienne.

Le savant religieux décrit d'abord le format de chaque manuscrit, son âge, son degré de conservation, son écriture, la forme des principales lettres et des diphthongues, le titre de l'ouvrage, le nom de l'auteur et celui du copiste quand ils sont connus Il fait ensuite connaître le contenu ; il en donne le commencement et la fin ou bien les titres des principales parties. Lorsqu'un codex contient divers ouvrages , il fait le même travail pour chacun d'eux , en ayant soin de mentionner les additions ou les fragments étrangers au travail principal ainsi que toutes les particularités qui s'y rattachent.

Quand le manuscrit traite de matières importantes ou inédites ; il en donne des extraits. La description de chaque codex est terminée par un spécimen de l'écriture du manuscrit avec une notice sur les éditions de l'ouvrage , s'il a été publié. Tout cela est exécuté avec un soin, une exactitude et une clarté dans les explications , tels qu'on peut considérer ce catalogue comme un vrai modèle.

Relativement aux spécimens d'écriture, il est seulement à regretter que, au lieu d'en dònner une copie fac-simile, l'auteur n'ait pas fait un calque. Cela eut été on ne peut plus utile à l'égard des beaux manuscrits liturgiques des IX.e et X.e siècles, dont les chants notés en neumes , paraissent être des monuments précieux pour l'étude de cette notation, si l'on en juge par les fragments imparfaits reproduits par dom G. Lefebvre.

Dans une note placée à la fin de son catalogue, dom G. Lefebvre annonce qu'il a le projet de faire l'année suivante le catalogue des nombreux manuscrits historiques depuis le XVI.e siècle jusqu'au XVIII.e, et de la collection des chartes rassemblées par Bonaventure Piter. Il ne paraît pas que notre savant bénédictin ait exécuté ce projet, du moins ce catalogue n'a pas suivi le sort de celui-ci. G. Lefebvre avait commencé le catalogue des incunables et des éditions les plus remarquables de la bibliothèque de Rayrhade. Le dépôt de Bourbourg possède cette ébauche.

La bibliothèque de Bourbourg est ouverte tous les jours , depuis dix heures du matin jusqu'à midi et depuis deux heures jusqu'à quatre heures du soir. Il n'y a pas de bibliothécaire en titre, c'est un employé de la mairie, M. Parfait Joos , qui en est le conservateur et qui reçoit pour cela un traitement spécial.

L'administration municipale alloue tous les ans une somme de trois cents francs pour achat de livres.

A cet égard, on ne saurait trop recommander ici comme ailleurs une attention particulière dans le choix des livres. Une bibliothèque publique n'est pas destinée à satisfaire les lecteurs de littérature facile et légère ; elle a un but plus élevé. Les hommes qui s'occupent d'études graves doivent y trouver les ouvrages sérieux qu'on rencontre difficilement dans les bibliothèques particulières. Ce choix fait, il est bon d'offrir aux habitants des ouvrages littéraires et historiques dont la lecture offre à la fois un délassement agréable et une instruction solide ; quelques bons ouvrages scientifiques à la portée des artisans qui désirent s'instruire et se perfectionner dans leurs professions ; les ouvrages relatifs à l'histoire locale, et enfin des livres à estampes propres à exciter l'intérêt de toutes les classes de lecteurs. Mais, on le répète, avant tout, il faut acquérir des ouvrages d'étude et se garder de faire entrer dans ces établissements, soit des livres d'une moralité suspecte, soit des éditions exposées par leur nature à tomber dans le discrédit.

PIÈCES JUSTIFICATIVES.

Les pièces suivantes, extraites du catalogue de Rayhrade, décrit ci-dessus, ont paru mériter d'être connues. Nous voulions y comprendre aussi un passage curieux touchant la fabuleuse papesse Jeanne ; mais comme cet article est textuellement copié de Martin le Polonais dont la chronique a été publiée, nous nous en sommes abstenu.

I.

Orationes pro danda fraternitate. I. 202.

Prolixior olim erat modus alicui in ordine nostro S. Benedicti dandi fraternitatem, seu aliquem meritorum præfati ordinis participem facere. Sed cum jam sæculo XIII multi ad hanc suscipiendam ad monasterium Rayhradense confluerent, brévior modus illis hanc gratiam impertiendi adhibitus et est sequens.

In nomine D. N. J. C. et in honore S. Mariæ semper virginis et in honore SS. apostolorum tuorum Petri et Pauli et SS. Adalberti atque Benedicti et omnium sanctorum quorum reliquiæ continentur in hac ecclesia, fraternitatem vobis damus et societatem seu participationem omnium beneficiorum quæ a fidelibus fiunt in hoc loco per gratiam Dei coadunatis, sive in orationibus, eleemosynis et vigiliis. Deprecamur etiam omnipotentem Dominum, ut, si quid meremur obtinere laboribus nostris apud eum, proficiat vobis ad salutem, ad remissionem peccatorum, et ad vitam æternam et ad beatitudinem sempiternam. Amen.

℣ Suscepimus, Deus, misericordiam tuam.
℟ In medio templi tui.

℣ Ecce quam bonum et quam jucundum.
℟ Habitare fratres in unum.

OREMUS. Suscipiat te D. Jesus in consortium electorum suorum et suscipimus te in nomine ejus, edocti monitis ipsius, in manus et orationes, et in consortium veræ fraternitatis et charitatis, ut ipse corda et mentes nostras in suo servitio unanimes faciat qui nos ad hunc diem pervenire concessit incolumes.

Sequuntur psalmi *Miserere, Levavi, Pater Noster,* et deinde :

℣. Salvos fac servos tuos.
℟ Deus meus, sperantes in te.

℣ Mitte eis, Domine, auxilium de sancto.
℟ Et de Syon tuere eos.

℣ Esto eis Domine turris fortitudinis.
℟ A facie inimici.

℣ Domine, exaudi orationem meam.
℟ Et clamor meus ad te veniat.

℣ Dominus vobiscum.
℟ Et cum spiritu tuo.

OREMUS. Domine, congregati Deus patrum nostrorum, qui dixisti *ubi fuerint in nomine meo duo vel tres, ibi in medio eorum sum,* tu hodie medius nostrum adesse digneris, et huic societati nostræ manum tuæ misericordiæ impende, ut per te vera et stabilis in bono nostra devotio perseveret, et tuis mandatis obedientes et pro invicem orantes te gubernante, corde salvari mereamur et corpore, et ad æternam beatitudinem valeamus pervenire. Per.

II.

Statutum de monetis, ponderibus et censibus in Bohemia sæc. XV sancitum. II. 163.

1.º Notandum est quod triplices denarii regni Bohemiæ monetæ processum habent, videlicet aurei purissimi de quibus 4 pro marca argenti dabuntur ponderis moravicalis. Item denarii grossi et argentei de quibus 64 dantur pro marca ponderis supradicti. Item denarii parvi de quibus 3 talenta et 4 solidi parvi dantur pro marca argenti ponderis antedicti. Item sciendum est quod denarius aureus valet 16 denariis grossis. Item denarius grossus valet 12 denariis parvis.

Item statutum est ut per totum regnum Bohemiæ solummodo debet esse pondus moravicale. Item statutum est ut nullus hominum, tam christianorum quam judæorum, libram et pondus ad ponderandum aurum et argentum in sua habeat potestate, exceptis campsoribus, magistro monetæ, aurifabris, institoribus, et ad quorum officium libra eum pondere scitur pertinere.

Item statutum est ut nullus hominum aurum nec argentum, exceptis clenodiis in sua habeat protestate. Item statutum est ut camerarius cum judicibus et juratis civitatis ad provinciam consiliatorum S.ᵐⁱ D. N. regis Bohemiæ veniant, et forum de cunctis rebus quæ emi vel vendi possunt, secundum verum valorem et taxationem earumdem æstiment et imponant. Item statutum

est ut omnes ac singuli ab hominibus ipsorum censum, collectas et alia quæ-
libet tributa in denariis prædicti regni, et non in auro nec argento nec denariis terrarum aliarum ; et hoc taliter inhibendum si camerarius judex ; officiales ad hoc statutum D. N. regis antedicti, atque bonis cum auro vel argento
vel denariis terrarum aliarum ementes inveniantur, et vendentes prædicti
officiales ipsam recipiant pecuniam et in cameram D. N. regis antedicti præ-
sentent et assignent. Si vero sæpedicti officiales in bonis dominorum sive alio-
rum hominum tales ementes inveniant et vendentes, similiter recipiant pecuniam et in tres partes dividant, quarum prima cameræ regis cedet, secunda
domino hæreditatis, tertia cedet officialibus memoratis. Si vero aliquis dominorum aut famulorum suorum in bonis suis ementes pro pecunia inveniant
et vendentes, ipsam pecuniam totam recipiat et pro se et suis totaliter teneat
et conservet. Item in qualibet civitate, foro, villa forensi, sive ad D. N. regem.
Quicumque habent clenodia argentea, scyphos, cochlearia, annulos, fibu-
las, nodulos, spangas et alia consimilia præcipue honestati mensæ deser-
vientia, valentia 3 vel 4 marcas, volentes ea vendere, non dabunt lozungam de
eadem. Item cinguli argentei pro corpore hominis non dabunt. Recipiendus
est tamen pro una persona cingulus unus. Item arma pro necessitate cujus-
libet hospitis volentis ea vendere non dabunt ; et hoc rationabiliter ; civis
enim domicilium habens proprium, non solum de lozunga armorum est sup-
portandus, imo per judicem et juratos civitatis curam gerere debet et cogen-
dus, quod saltem secundum statum suum, si armis caret, de ipsis sibi provi-
deat ; alioquin ingruente necessitate, cum cæteris suis concivibus, prout
tamen tenetur, venire non posset in subsidium civitati. Item una vacca vel
duæ in domo pro necessitate hospitis non dabunt. Item unus equus qui quan-
doque per hominem pro honore vel communi civitatis utilitate equitatur non
dabit. Item quivis hospes annonam, farinam, carnes, cerevisiam, pro exponsis
domus suæ usque ad festum S. Michaelis, non dabit de eisdem. Superfluum
vero contributioni subjacebit. Item quivis debet jurare quod valorem omnium
bonorum suorum, tam rerum mobilium quam immobilium, et uxoris ac pue-
rorum a pane suo nondum divisorum, prout tales res diligit, declaraverit
et quorum lozungas collectoribus declaraverit absque dolo. Insuper quivis
jurare debet pro bonis omnibus quæ habet et per quæ mercatur et quæ regere
habet, nulli personæ, uxori suæ seu filiis vel filiabus, affinibus seu non affinibus, religiosis, vel cæteris quibuscumque aliqua in corpore disponendo,
dando, excipiendo vel aliqualiter deputando. Item quivis habens debita inter
debitores, sicut ipsa diligit, debet dare contributionem de eisdem. Et deinde :
Expliciunt in re publica et politica compendiosa utilia.

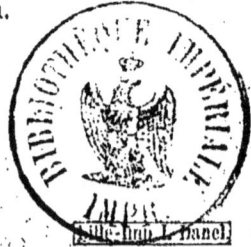

www.ingramcontent.com/pod-product-compliance
Lightning Source LLC
Chambersburg PA
CBHW050422210326
41520CB00020B/6715